# Libro di cucina

## Dash Dieta per Principianti
*(Le Migliori Ricette & il Piano per Perdere Peso)*

**Roberto Neri**

# <u>Termini e Condizioni</u>

Nessuna parte di questo libro deve essere transmessa o riprodotta in alcun formato, sia questo elettronico, meccanico, mediante stampa, fotocopie o registrazione senza l'autorizzazione previa dell'autore. Tutte le informazione, le idee ed le linee guida sono unicamente a scopo educativo.La scrittrice ha cercato di assicurare la maggior accuratezza possibile rispetto al contenuto presente nel libro, si avvisano tutti i lettori di seguire le istruzioni qui riportate a loro rischio. L'autore di questo libro non può essere considerato responsabile per qualunque tipo di danno incidentale, sia personale che commerciale causato da una rappresentazione ingannevole delle informazioni fornite nel libro. Si incoraggia il lettore di cercare l'aiuto di un professionista nel caso in cui ne abbia bisogno.

# INDICE

# Capitolo 1 - Dieta Dash

Sei stanca di spendere troppo per l'abbonamento in palestra, senza ottenere risultati? Vorresti praticare un'attività efficace, gratuita e semplice? E se magari l'idea di sottoporti a una dieta ferrea ti ripugna...

Sei stanca di spendere troppo per l'abbonamento in palestra, senza ottenere risultati?

Vorresti praticare un'attività efficace, gratuita e semplice?

E se magari l'idea di sottoporti a una dieta ferrea ti ripugna...

Allora questo libro è per TE!

# Muffin D'avena & Banana

**Di cosa hai bisogno:**
- 2 - 3 cucchiaini di estratto di vaniglia
- 2 banane grandi, fatte a purea
- 50 – 100 g di purea di mele senza zucchero
- 90 – 150 g di fiocchi d'avena integrali
- 50 – 150 g di zucchero di canna
- Da 1 a 2 cucchiaini di bicarbonato di sodio
- 1 - 2 Cucchiai da tavolo di semi di lino in polvere
- 70 – 100 g di farina di grano integrale
- 120 – 200 g di yogurt bianco Greco con lo 0% di grassi

**Cosa fare:**
1. Montare tutti gli ingredienti in un solo recipiente.

2. Riscaldare precedentemente il forno ad una temperatura di 150° gradi.
3. Preparateuna teglia per i muffin con gli stampini per cupcake.
4. Questa è la parte più importante in questa ricetta. Rimanete concentrati :-)
5. Mescolate la farina, il bicarbonato, l'avena e la polvere di semi di lino in una scodella.
6. Inserite la purea di banana, lo yogurt, la purea di mele, lo zucchero e la vaniglia in una scodella.
7. Aggiungete la seconda miscela alla prima.
8. Rimanesolo una cosa da fare adesso.
9. Assicuratevi di miscelare in profondità e che la pastella rimanga un po' grumosa.

10. Cucinare per circa 25-35 minuti finché i muffin non raggiungo un bel colore marrone e sono stabili.

11. Ce l'abbiamo finalmente fatta. Buon Appetito!!

# Canapè della Fortuna con Formaggio Cremoso e Fragole

**Ingredienti:**

- ½ -1 pane tagliato integrale
- 1-2 cucchiaini di miele
- 3 Cucchiai da cucina di formaggio cremoso, senza grassi
- 1 Fragole senza buccia, a fette

**Preparazione:**

1. Innanzitutto, assicurati di avere tutti gli ingredienti pronti in un solo posto. Questo renderà tutto più semplice.
2. Iniziate tostando il pane.
3. Rimane solo una cosa da fare adesso.
4. Spalmate il formaggio insieme alle fragole.
5. Guarnite usando miele naturale.
6. Ottimo!! Abbiamo finalmente completato la nostra ricetta!! Buon Appetito!!

7. Il formaggio cremoso e le fragole
formano una coppia fantastica
insieme!!

# Champignon Marinati Fantasia con Provolone

## Ingredienti:
- 30 - 50 g di Provolone grattugiato
- 3 Champignon
- 1/4 – 1/2 cucchiaio da tavola di rosmarino secco
- 3 - 5 g di aglio tritato
- 1 cucchiai da tavola di brown sugar (zucchero bianco con aggiunta di melassa)
- 100-200 ml di aceto balsamico

## Preparazione:
1. Innanzitutto, assicurati di avere tutti gli ingredienti pronti in un solo posto. Questo renderà tutto più semplice.
2. Scaldate la griglia.
3. Una volta calda, spostate la griglia a 8 cm di distanza dalla fonte di calore.

4. Coprite leggermente una pirofila con dello spray da cucina (cooking spray).
5. Una volta ricoperta, possiamo procedere con il seguente passaggio.
6. Mettete i funghi nella pirofila, la parte senza gambo rivolta verso l'alto.
7. Adesso in un recipiente di piccole o medie dimensioni, mescolate insieme il brown sugar, l'aceto ,il rosmarino e l'aglio.
8. Versatela miscelasopra i funghi.
9. Lasciate per 10 minuti a marinare.
10. Adesso grigliate i funghi, girandoli solo una volta, tenendoli sul fuoco 5 minuti per lato.
11. Abbiamo quasi finito. Rimane da fare solo una cosa.
12. Aggiungete il formaggio grattugiato sopra ogni fungo e continuate a grigliare fino a che il formaggio si scioglie.

13.  Impiattate e servite subito.
14.  Ottimo!! Abbiamo finalmente completato la nostra ricetta!! Buon Appetito!!

Porzioni: Per 2 persone

# La Leggendaria Ananas Grigliata

**Di cosa hai bisogno:**

- ½ -1 cucchiaino di cannella in polvere
- ½ -1 cucchiaio da tavola di scorza di lime grattugiata
- 3/4 -1 Ananas matura
- 1- 2 cucchiaio da tavola di succo di lime
- ½ -1 Cucchiaio da tavola di olio d'oliva
- 2 - 3 cucchiai da tavola di miele

**Istruzioni**

1. Innanzitutto, assicurati di avere tutti gli ingredienti pronti in un solo posto. Questo renderà tutto più semplice.
2. Sbucciate l'ananas e tagliatela a fette
3. Appena avete finito, possiamo passare al prossimo passaggio.

4. Mettete gli ingredienti rimasti in una scodella. Nel frattempo, fate scaldare la griglia.
5. Abbiamo quasi finito. Rimane da fare solo una cosa.
6. Spennellate la miscela sulle fette di ananas e cuocete su griglia quattro minuti per lato.
7. Servite ancora caldo.
8. Ottimo!! Abbiamo finalmente completato la nostra ricetta!! Buon Appetito!!

Porzioni: Per 6 - 8 persone
Tempo: 10 minuti

# Medaglioni di Maiale Mistici

## Ingredienti:
- ½ bicchiere di vino bianco dry
- 100 g di filetto di maiale
- 1-2 cucchiaini di erba di Provenza
- Sale e pepe, secondo il proprio gusto

## Istruzioni
1. Innanzitutto, assicurati di avere tutti gli ingredienti pronti in un solo posto. Questo renderà tutto più semplice.
2. Condite il maiale leggermente con sale e pepe
3. Ci accingiamo alla parte più importante in questa ricetta. Rimanete concentrati :-)
4. Inserite il filetto tra due fogli di carta di forno e colpitelo con un pestello.
5. Il filettodeve essere spesso almeno 0,7 cm.

6. In una grande padella non aderente, cucinate il maiale a fuoco medio-alto, 6 minuti per lato.
7. Rimuovetedal fuoco e spargete sopra l'erba di Provenza.
8. Rimosso il filetto dal fuoco, fatelo riposare. Assicurateviche si mantenga caldo.
9. Abbiamo quasi finito. Rimane da fare solo una cosa.
10. Mettetenuovamente la padella sul fuoco. Versate il vino, e girate spesso per evitare che si bruci.
11. Cucinatefino a che non evapori un po', poi versate sopra il maiale. Potete servirlo subito dopo.
12. Gustatevi l'aroma e servite.

Porzioni: Per 4 – 5 persone
Tempo: 10 minuti

# Punch Ducale veloce

## Ingredienti:
- 175-200 g di agrumi, sbucciati
- 4 - 5 cucchiaini di succo di limone
- 250 g di ananas a fette
- 200-220 ml di Mirtillo Rosso
- ½ -1 bicchiere di ghiaccio

## Il metodo di preparazione
1. Montare tutti gli ingredienti in un solo recipiente.
2. Mettete tutti i condimenti in un frullatore.
3. Abbiamo quasi finito. Rimane da fare solo una cosa.
4. Continuate a passare finché non si presenta fine e senza grumi.
5. Una volta pronta, servite subito.
6. Ce l'abbiamo finalmente fatta. Buon Appetito!!

Porzioni:Per 4 - 5 persone
Tempo: 6 minuti

# Zuppa Storica di Zucca

**Cosa Vi serve**

- 70-145 grdi carota affettata finemente
- 1/2-1 cucchiaino di pepe nero
- 1-2 cucchiaini di aglio tritato
- 1/2 – 1 zucca e mezza, circa 1 chilo
- 1/2 – 1 cucchiaino di cumino macinato
- 1/2-1 cucchiaino di sale
- 75 - 80 gr dicipolla a fettine
- 1/2 cucchiaio di peperoncino piccante tritato finemente
- 1 1/2 -2 cucchiai di olio di semi di arachide
- 300 - 500ml di brodo vegetale

**Istruzioni**

1. Mettete tutti gli ingredienti a portata di mano in unico posto.
2. Ora tagliate la zucca a metà ed eliminate i semi.

3. Sbucciate la zucca e tagliatela a pezzidi un paio di centimetri. Fate riscaldare l'olio in una pentola piuttosto grandesu fuoco medio oo medio-alto.

4. Aggiungete la cipolla e l'aglioe fate cuocere, mescolando spesso, finchè non saranno ben rosolati, per circa 6 minuti.

5. Adesso è il momento di aggiungere la carota, il sale, il cumino, e il pepe.

6. Fate cuocere per altri 3 minutie poi aggiungete la zucca, il peperoncino piccante e il brodo vegetale.

7. Ora portate a ebollizione,abbassate poi il fuocoe fate cuocere per15 - 20 minutio fino a quando le verdure saranno tenere.

8. Togliete dal fuoco epassate la zuppa con un frullatore o con un robot da cucina.

9. Frullate fino ad ottenere una zuppa omogenea. Rimettete sul fuoco

eregolate il condimento a piacere.
Servite immediatamente.
10.   Ora non vi resta che prendere il
piatto e mangiare!!

# Maestosa Zuppa di Broccoli Verdi

## Cosa Vi serve:
- 70–140 grdi sedano a dadini
- 2-3 cucchiaini di buccia di limone grattuggiata
- ½ kg-1kg di broccoli
- 50–80 gr dicipolla a dadini
- 2 - 3 cucchiaini di foglie di timo fresche finemente tritate
- pepe nero macinato fresco
- 800 ml–1 ltdi brodo vegetale
- 50-100grdi spinaci
- 3 cucchiai di olio extra vergine di oliva
- Sale grigio
- 3 cucchiai di aglio tritato
- 1 cucchiai di burro non salato

## Preparazione
1. Preparate tutti gli ingredienti in un unico posto.
2. Togliete le cime dai broccoli.
3. Rimuovete la pelle esterna dura dei gambi e tagliate via le punte

fibrose.Tagliate ora i gambi in pezzi longitudinali di circa½ cm - 1,30 cmdi spessore&e poi trasversalmente in pezzi di circa 1,30 cm.

4. Mettete a scaldate l'olio di oliva&il burro in una pentola a fuoco medio o medio-altofinchè non diventa molto caldo.

5. Adesso aggiungete l'aglio e fatelo rosolare.

6. Unite la cipolla e il sedano. Riportate a fuoco medioe spolverate di sale e pepe.

7. Fate cuocere le verdure lentamente finchè non saranno tenere,per circa 12 - 15 minuti.

8. Regolate la fiamma in modo tale che le verdure cuociano senza colorirsi troppo.

9. Unite il timo&mescolate. Aggiungete i gambi dei broccoli, il brodo, sale&pepea piacere, e portate a ebollizione.

10. Lasciate cuocere, scoperto, per circa 6 minuti.

11. Mettetedentro ora anche le cime&continuate la cottura finchè non saranno tenerissime, per circa 6 minuti o poco più. Passate la zuppa in un frullatoreun po'alla volta.

12. Aggiungete un po' di spinaci e di buccia grattuggiata di limoneogni voltache frullate e passate di nuovo. Rimettete la zuppa in pentola&riscaldate su fiamma dolce.

13. Assaggiate e regolate di sale e pepe. Tenete in caldo.

14. Sentite il profumo e servite.

# Frullato Speciale

## Ingredienti

- 170–225 grdi ananas fresca a dadini
- 170–225 gr di fragole pulite
- 115 -350 ml di acqua
- 1 – 2 cucchiai di miele
- 120 gr di anguria a cubetti

## Istruzioni

1 Disponetevi a fare la ricetta. Prima di tutto preparate gli ingredienti e teneteli a portata di mano in un unico posto.
2 Mettete tutti gli ingredienti in un frullatore.
3 Ora resta da fare una sola cosa.
4 Frullate fino ad avere un composto omogeneo.
5 Servite immediatamente.
6 Sentite il profumo e offrite.

Dosi per 4 persone
Tempo: 5 minuti

# Mix Epicodi Verduree Formaggio Feta

## Ingredienti
- 2 – 3 cucchiai di formaggio Feta
- 1 – 2 uova intere e due bianchi
- 20 - 30 gr di spinaci freschi tagliuzzati
- Olio spray da cucina
- Pepe a piacere
- 60 gr di funghi freschi affettati

## Istruzioni
1. Disponetevi a fare la ricetta. Prima di tutto preparate gli ingredienti e teneteli a portata di mano in un unico posto.
2. Fate scaldare bene una padella antiaderente.
3. Ora possiamo procedere all'importantissima fase successiva.
4. Spruzzate leggermente la padella riscaldata con olio spray da cucina.

5. Versatevii funghi affettati e gli spinacie fate rinvenire per circa quattro minutifino a quando gli ingredienti saranno morbidi.
6. Mettete le uova intere e i bianchi in una ciotola e mescolate bene.
7. Ci siamo quasi, manca il passo successivo.
8. Aggiungete il formaggio Feta e il pepe e versate il contenuto sul misto di funghi in padella.
9. Lasciate cuocere per circa sei minuti fino a quando le uova saranno ben cotte e pronte da mangiare..
10.  Ora non vi resta che impiattare e mangiare!!

# Insalata di Tonno Mistica

## Ingredienti

- 3 cucchiai di scaglie di parmigiano
- 2 cucchiai di olio extra-vergine di oliva
- 100 gr di rucola
- 50 grdi foglie verdi di cipolline
- 2-3 cucchiai di aceto di vino rosso
- 250 grdi pasta
- 250 gr. di tonno in scatola al naturale, sgocciolato

## Instruzioni

1 Preparate tutti gli ingredienti in un unico posto.

2 Cuocete la pasta.

3 Mettetela in una ciotola di piccole o medie dimensioni insiemeal tonno sott'olio, alle foglie verdi delle cipolline, alla rucola e all'aceto.

4  Dividete l'insalata di pasta in circa
   quattro ciotole&guarnitele con le
   scaglie di parmigiano.
5  Sentite il profumo e portate a
   tavola.

Dosi per 3 persone
Tempo: 15 minuti

# Divertente Insalata di Broccoli

## Cosa Vi serve:

- 1/2 cucchiaio dimiele
- 1/2-1 carotina, pulita e tagliata a dadini
- 60 Grammi di yogurt bianco magro
- 1 1/2 - 3cucchiaini di semi di girasoletostati
- 30 Grdi uva senza semia fettine
- ½ Cucchiaio di aceto
- Gambi di sedano a bastoncini sottili
- 120-150 grdi cime di rapa tagliate a pezzi
- 120 gr di petto di pollo bollito, tagliato a striscioline

## Preparazione della Ricetta

1. Preparate tutti gli ingredienti in un unico posto.

2. Unite attentamente i broccoli, l'uva, le carote, il sedano e il petto di pollo in un'insalatiera.
3. Ora possiamo procedere all'importantissima fase successiva.
4. Nel frattempo mettete lo yogurt, il miele e l'aceto in una piccola ciotola e mescolate bene.
5. Ci siamo quasi, manca il passo successivo.
6. Versateil condimento nell'insalatiera e mescolate.
7. Guarnite con semi di girasole e servite.
8. Ora non dovete fare altro che prendere il piatto emangiare!!

Dosi per 4 – 5 persone

# La splendida fruit split della colazione

## Ciò che vi servirà:

- ½ o 1 tazza di yogurt magro alla vaniglia o alla fragola
- ½ cucchiaino di miele ( facoltativo)
- ½-1 piccola banana sbucciata
- ½ o 1 tazza di avena, fiocchi di mais, granola o cereali da muesli
- 3/4 - 1 tazza di ananas in scatola a pezzettini

## Procedimento:

1. Per preparare questa ricetta, prima di tutto, procurarsi tutti gli ingredienti e metterli a portata di mano. Questo faciliterà la preparazione.
2. Tagliare in lunghezza la banana sbucciata.

3. Porre i due pezzi in due ciotole, preferibilmente di quelle per i cereali.
4. Ok, adesso possiamo procedere con la nostra ricetta.
5. Aggiungere un pochino digranola sui pezzi di banana e lasciarne un po' da parte.
6. Versare lo yogurt sulla granola.
7. Aggiungere un po' di miele sullo yogurt.
8. Coprire con il resto della granola e con i pezzettini di ananas.
9. Ora rimane una sola cosa da fare.
10. Servire e gustare!
11. Gli avanzi possono essere congelati per 2- 3 ore.
12. Congratulazioni! Avete preparato una ricetta eccezionale!! Buon appetito!!

# Il leggendario frullato al cioccolato con avocado e banana

## Ingredienti:

- 1-2 banane medie sbucciate
- 2 o 3 bustine di dolcificante
- 1-2 tazze di latte di soia alla vaniglia
- ½-1 avocado sbucciato e snocciolato
- 1/2 tazza di cacao amaro in polvere

## Procedimento:

1. Riunire tutti gli ingredienti.
2. Mettere tutti gli ingredienti in un frullatore e frullarli.
3. Congratulazioni!! Hai fatto una ricetta eccezionale!! Buon appetito!!

Porzioni: 2

# L' elegante gratin di nocepesca e mirtilli

## Ingredienti

- 1-2 cucchiai colmi di zucchero grezzo
- ½- 1 tazza di muesli con frutta o mandorle
- Da ½ a 1 tazza di mirtilli freschi
- Da 1 a 3 cucchiai di liquore di arancia o succo di arancia
- 4- 4 e ½ nocepesche a fettine

## Metodo di preparazione

1. Perpreparare questa ricetta, prima di tutto, riunire tutti gli ingredienti e metterli a portata di mano. Questo faciliterà tutto il procedimento.
2. Mettere le nocepesche a fettine, i mirtilli freschi e il liquore all'arancia in una ciotola.

3. Ok, adesso possiamo procedere col resto della ricetta.

4. Mescolare bene e con l'aiuto di un cucchiaio, versare la miscela in sei piatti.

5. Spolverare lo zucchero grezzo sopra ogni piatto.

6. Cuocere in forno preriscaldato ( circa 230°) per approssimativamente 10/15 minuti, fino a quando lo zucchero sarà completamente sciolto.

7. Ora rimane solo una cosa da fare.

8. Versare circa ¼ di tazza di muesli con frutta o mandorle sopra ogni piatto.

9. Ora potete servire e gustare!

10. Annusa l'aroma e servi.

# L'iconico caffellatte freddo

**Ingredienti**:

- 2 o 3 cucchiai di zucchero di canna
- Da 300 a 450 ml di caffè decaffeinato
- Da 235 a 350 ml di panna montata vegetale senza grassi
- Qualche cubetto di ghiaccio
- Uno o due cucchiai di sciroppo di mandorla senza zucchero
- Da ½ a 1cucchiaino di chicchi di caffè espresso macinati
- 250 ml di latte scremato

**Procedimento**

1. Per preparare questa ricetta, prima di tutto, riunire tutti gli ingredienti e metterli a portata di mano. Questo faciliterà l'intero procedimento.
2. In una grande brocca, mischiare il caffè, lo zucchero, il latte e lo sciroppo..

3. Ora rimane solo una cosa da fare.
4. Riempire 5 bicchieri con il ghiaccio. Versare il caffè sul ghiaccio, guarnire con la panna montata vegetale e i chicchi di caffè.
5. Congratulazioni! Hai preparato una ricetta eccezionale!! Buon appetito!!

Porzioni per : 2 - 3
Tempo: 15 minuti

# I ricchi peperoni rossi ripieni di couscous e ceci

## Ingredienti:

- 1- 2 tazza di prezzemolo a foglia larga tritato
- Da ½ a 1 e ½ tazze di ceci in lattina ( scolati e lavati)
- Mezzo cucchiaino di Tabasco
- 1- ½ tazza di brodo vegetale
- Da 1 a 1 e ½ cucchiaio di succo di limone
- 4-5 peperoni rossi, privati della sommità, delle membrane interne e dei semi
- Da ½ a 1 cucchiaino di cardamomo in polvere
- Da ¾ a 1 tazza di albicocche tagliate a cubetti
- ½ tazza di couscous

## Procedimento:

1. Per preparare questa ricetta, prima di tutto, riunire tutti gli ingredienti e metterli a portata

di mano. Questo faciliterà l'intero procedimento.

2. Portare il brodoa ebollizione a fuoco medio.
3. Ok, ora possiamo procedere con la ricetta.
4. Unire il couscous e mescolare. Togliere dal fornello e lasciar riposare circa 10 minuti, fino a quando il liquido si sarà asciugato.
5. Tagliare via la parte superiore del peperone e tagliarla a cubetti. Versare dentro il couscous.
6. Mescolare i ceci, il cardamomo, le albicocche , il prezzemolo e il succo di limone.
7. Riempire i peperoni con il composto preparato e porre nella pirofila.
8. Ora rimane una sola cosa da fare

9. Cuocere i peperoni a 170/175 °
per 20 / 25 minuti.
10.       Ora servire.
11.       Congratulazioni!!   Avete
preparato       una        ricetta
eccezionale!! Buon appetito!!
Porzioni: 3
Tempo: 30/40 minuti

# I leggendari muffin alle zucchine

## Ingredienti

- 1/2 - 1 cucchiaino noce moscata in polvere
- Olio spray
- Circa 2 tazze, 2 tazze e ½ di farina per tutte le preparazioni
- ¾ - 1 cucchiaio di lievito
- ¾ - 1 tazza di zucchine tagliate grossolanamente
- 1/2 -1 tazza di zucchero
- 1- 2 cucchiaini di scorza di limone grattugiata
- ¼ - 1 cucchiaino di sale
- 2- 3 cucchiai di olio vegetale
- ¾ - 1 tazza di latte scremato
- 1 - 2 uova grandi

## Procedimento

1. Per preparare questa ricetta, prima di tutto, riunire tutti gli ingredienti e metterli a portata di mano. Questo faciliterà l'intero procedimento.

2. Preriscaldare il forno a 200°
3. Adesso possiamo procedere con i successivi passaggi.
4. Mettere la farina, il lievito e il sale in una ciotola
5. Mischiare lo zucchero, la scorza di limone e la noce moscata alla farina
6. Fare una fossetta al centro di questi ingredienti
7. Aggiungere le zucchine a pezzi, il latte e le uova alla farina e mescolare bene
8. Versare la pastella in 10 stampini per muffin ricoperti da un sottile strato di olio spray
9. Cuocere al forno per alcuni minuti, fino a quando saranno leggermente imbruniti
10. Ora non resta che una sola cosa da fare
11. Rimuovere dal forno e lasciare raffreddare
12. Servire

13.      Annusare il profumo, e servire.

# Lo straordinario Pad Thai di zucchine

## Ingredienti

- 2- 2 e 1\2 cucchiai di scalogni tagliati
- 1-2 uova
- ¼ di tazza di arachidi tagliate, non salate
- Da 3 - 4 tazze di germogli di fagiolo
- 100 g di petto di pollo spellato e disossato, tagliato
- 1 e ½- 3 cucchiaini di olio d'oliva, da utilizzare separatamente

Per i noodles:

- 2- 2 e ¾ carote, sbucciate
- 4 zucchine tagliate

Per la salsa:

- ½ cucchiaio di Sriracha
- 3 e ½ - 4 cucchiai di pasta di tamarindo

- 2- 2 e ½ cucchiai di succo di lime
- 3 - 5 e ½ cucchiai di brodo di pollo a basso contenuto di sodio
- 1 cucchiaio e mezzo di tamari a basso contenuto di sodio

**Istruzioni:**

1. Per preparare questa ricetta, prima di tutto, riunire tutti gli ingredienti e metterli a portata di mano. Questo faciliterà l'intero procedimento
2. <u>Prepara i noodles vegetali:</u>tagliare in striscioline e mettere da parte.
3. <u>Ora possiamo procedere con i successivi e importanti passaggi.</u>
4. <u>Per preparare la salsa:</u>in una ciotola, mischiare tutti gli ingredienti per la salsa. Mettere da parte.
5. <u>Per preparare il pollo:</u>scalda un cucchiaino di olio di oliva in un

pentolino. Aggiungere le uova e sbatterle fino alla cottura. Condire con un pizzico di sale. Versare in una ciotola.

6. Mettere via il pentolino e scaldare il rimanente olio
7. Aggiungere il pollo e cuocere
8. Riporre in una ciotola con le uova
9. Ora non resta che una sola cosa da fare
10. Aggiungere la salsa preparata nello stesso pentolino
11. Cuocere a fiamma media nello stesso pentolino.
12. Ora aggiungere le zucchine e carote precedentemente tagliate e cuocere per 8/12 minuti fino a quando non si saranno ammorbidite.
13. Aggiungere i germogli, le uova e il pollo cucinato

**14.**     Dividi il pad Thai nelle ciotole da portata e servire finchè è anora caldo.

**15.**     Congratulazioni!!     Hai creato una ricetta eccezionale!! Buon appetito!!

Porzioni: 4/6
Tempo : 20/ 30 minuti

# Frittata con simpatici funghi al burro

**Cosa vi serve:**

- ½ - 1 cucchiaio di burro non salato
- Pepe nero a piacere
- ¼ - 1 tazza di parmigiano grattugiato
- 3-5 albumi di uova grandi
- 220gr di funghi finemente tritati
- 2-3 cucchiai di prezzemolo fresco tritato
- 1-2 cucchiaini di timo essiccato
- 2-3 uova
- 2 cucchiai di latte
- 3 scalogni finemente tritati

**Preparazione:**

1. Ponete tutti gli ingredienti sul piano di lavoro.

2. Preriscaldate il forno a 160°.

3. Versate il burro in una padella antiaderente e fatelo sciogliere.

4. Unite lo scalogno e lasciatelo cuocere per 7 circa minuti.

5. Adesso passiamo alla parte più importante.

6. Mescolate i funghi insieme al timo, al prezzemolo e al pepe.

7. Sbattete insieme le uova, gli albumi e il parmigiano.

8. Aggiungete il latte e mescolate bene.

9. Adesso versate la miscela delle uova sopra i funghi.

10. Lasciate il composto nella padella per 5 minuti fino a quando inizia a cuocersi e infornate la padella.

11. Lasciate la padella nel forno per circa 10 minuti fino a quando il composto è ben cotto.

12. Resta da fare un'ultima cosa.

13. Tagliate a strisce o a spicchi a vostro piacimento.

14. Servitelo immediatamente.

15. Buon appetito!

# Una fantasiosa spinta mattutina con un frullato verde

Cosa serve:

- ¼ - 1 ciotolina di avena
- 1 – 2 banane medie
- ¼ - 1 tazza di yogurt magro
- ½ - 1 bicchiere di latte 0% di grassi
- 1 – 2 cucchiaini di vaniglia
- 3/4 - 1 ciotolina di spinaci freschi
- ¾ - 1 tazza di mango congelato

Preparazione:

1. Ponete tutti gli ingredienti sul piano di lavoro.
2. Mescolate il latte,loyogurt e l'avena in un frullatore da 20 a 25 secondi ad alta velocità.
3. Resta da fare un'ultima cosa.
4. Aggiungete gli spinaci, il mango, la vaniglia e la banana.
5. Frullare bene.
6. Servitelo e gustatevelo!

Porzioni: 1 – 2
Valori nutrizionali per frullato
340.25 calorie
3.15 gr di grassi
6.15 g di fibra
310.35 mg di sodio
70.35 g di carboidrati
15.45 g di proteine
373.25 mg di calcio
632.28 mg di potasio
35.24 mg di magnesio.

## Esclusiva farina d'avena

Ingredienti:

- 4 – 4 ½ bicchieri di latte 0% grassi
- ½ - 1 cucchiaino di melassa
- 4 – 4 ¾ bicchieri d'acqua
- 1/2 – 1 ciotolina di albicocche secche frantumate
- 1/2 -1 ciotolina di uva passa
- 2 ciotoline di avena
- ¾ - 1 cucchiaino di cannella
- 1/2 – 1 ciotolina di ciliegie secche

Preparazione:

1. 1.Ponete tutti gli ingredienti sul piano di lavoro.
2. Mettete tutti gli ingredienti in una pentola
3. Adesso passiamo alla parte più importante.
4. Mescolate bene e fate cuocere a fuoco lento.
5. Resta da fare un'ultima cosa.

6. Ora coprite con un coperchio e
   fate cuocere a fuoco lento per
   circa 9 ore.
7. Servitelo in delle ciotole.
8. Buon appetito!

# Eccezionale zuppa di cavoli e fagioli bianchi

Ingredienti:

- 2 – 3 ½ spicchi d'agli macinati
- 6 – 6 ½ cucchiai di salsa
- 400 g pomodori tagliati a dadini, non salati
- 350 g di cavoli senza il tronco e tagliati in piccoli pezzi
- ½ ciotolina di cereali (possibilmente sorgo)
- ½ cucchiaio di olio d'oliva
- ½- 1 ½ cipolla tagliata
- 800 g di fagioli bianchi ben lavati

Preparazione:

1. Ponete tutti gli ingredienti sul piano di lavoro.
2. In una pentola, fate bollire 3 bicchieri di brodo di pollo. Unite i cereali e abbassate la fiamma. Cuocetelo tra 20 e 25 minuti.

3. Adesso passiamo alla parte più importante.

4. Nel frattempo, scaldate l'olio in un'altra pentola. Adesso aggiungete l'aglio e la cipolla. Cuocete a fuoco medio per 10 minuti circa.

5. Aggiungete la salsa ed i cavoli. Cuocete finché i cavoli non siano sfatti.

6. Cuocete i fagioli e fate un purè con una forchetta. Unite i pomodori, i fagioli, il brodo di pollo e il sorgo al composto di cavoli.

7. Resta da fare un'ultima cosa.

8. Portate tutto ad ebollizione a fuoco medio – alto. Successivamente riducete il calore a medio-basso per 20 minuti.

9. Servitelo ancora caldo.

10. Odorate e buon appetito!

Porzioni: 2 – 3

Tempi per la preparazione: 60 – 70 minuti

# Leggendarie cialde di grano semplice

Ingredienti:

- 1 ½ - 2 cucchiaini di lievito in polvere
- ½ - 1 ciotolina di fiocchi d'avena
- 1 – 2 uova sbattute
- Mezzo cucchiaino di bicarbonato di sodio
- 5 - 6 cucchiai di burro freddo a cubetti
- ¾ - 1 dibicchiere di latticello
- 1 ¼ di farina tipo 00
- 2 – 3 ½ bicchieri d'acqua
- ½ - 1 cucchiaio di zucchero


Preparazione:

1. Ponete tutti gli ingredienti sul piano di lavoro.
2. Fate bollire l'acqua in una pentola.
3. Adesso passiamo alla parte più importante.

4. Aggiungete i fiocchi d'avena, mescolando con un frustino e portate ad ebollizione. Abbassate la fiamma e cuocete per 11 – 13 minuti, girando spesso.
5. Spezzettate il burro e mescolatelo nel latticello.
6. Unite la farina al lievito e al bicarbonato, mescolate e dopodiché aggiungete il burro
7. Mescolate il composto di farina ai fiocchi d'avena.
8. Preriscaldate la macchina per waffle e spargete un mestolo della pastella.
9. Resta da fare un'ultima cosa.
10. Cuocete in base alle istruzioni della macchina per waffle.
11. Odorate e servitelo ancora caldo!

Porzioni: 3 – 4

Tempi per la preparazione: 16 minuti

## Supremo toast francese

Ingredienti:

- 3 cucchiai di polpa di mela senza zuccheri
- 2 – 2 ½ cucchiai di zucchero
- ½ bicchiere di latte 0% grassi
- 2 – 3 uova
- 6 -8 fette di pane integrale
- ½ - 1 cucchiaino di cannella

Preparazione:

1. Ponete tutti gli ingredienti sul piano di lavoro.
2. Mescolate tutti gli ingredienti in una ciotola medio – grande.
3. Adesso passiamo alla parte più importante.
4. Immergete il pane ammorbidendolo leggermente.
5. Spruzzate lo spray per olio da cucina su una padella.
6. 6.Resta da fare un'ultima cosa.
7. Cuocete il toast nella padella a fuoco medio-alto su entrambi i lati.

8. Servite quando è ancora caldo accompagnato, se volete, da frutta fresca.

9. Odorate e buon appetito!

Porzioni: 4 – 5

Tempi per la preparazione: 7 minuti